ANGIOME CAVERNEUX

DE L'ORBITE

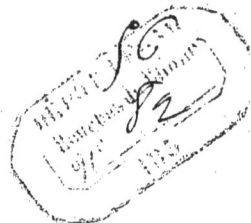

PAR

LE DOCTEUR DE CAPDEVILLE

MARSEILLE

TYP. ET LITH. BARLATIER-FEISSAT PÈRE ET FILS
Rue Venture, 19.

—

1882

ANGIOME CAVERNEUX

DE L'ORBITE

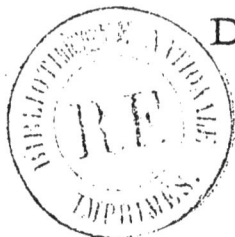

La cavité orbitaire, par la multiplicité et la variété des éléments anatomiques qu'elle renferme, par la richesse du réseau vasculaire qui la baigne, peut devenir le siége de tumeurs les plus diverses et les plus propres à exercer la sagacité du chirurgien. En effet, les limites étroites dans lesquelles ces productions morbides doivent évoluer, la situation souvent profonde quelles occupent pendant une période plus ou moins longue de leur existence, situation telle que l'exploration directe, par le toucher, ne fournit que des données souvent nulles, ou tout au moins insuffisantes relativement à leur forme, leur consistance et leurs rapports, apportent dans bien des cas de sérieuses difficultés pour poser un diagnostic assuré. Il est vrai qu'à défaut d'indications précises fournies par le toucher, restent celles tirées des symptômes fonctionnels, des altérations plus ou moins apparentes des organes ou des tissus de la région ou enfin des circonstances qui ont présidé à leur apparition et à leur évolution ; mais, quelque probantes que puissent être de semblables données, elle ne sauraient jamais suffire à dissiper à elles seules toutes les incertitudes, et force est trop souvent d'attendre de l'opération elle-même la confirmation ou le redressement d'une opinion un peu conjecturalement émise avant toute intervention chirurgicale.

L'observation suivante en fournira la preuve. Elle offrira, d'autre part, un cas de tumeur d'une espèce assez rare qui a

présenté certaines particularités pathologiques non dépour-
vues d'intérêt.

Dans les premiers jours de novembre, M. le Dr Fioupe veut
bien soumettre à mon examen une femme de 44 ans, Mme C..., de
Biot (Alpes-Maritimes), atteinte d'une exophtalmie des plus pro-
noncées de l'œil droit.

Le début de son affection remonte à une quinzaine d'années
environ. C'est, en effet, dans le courant de l'année 1865, que
cette personne crut remarquer, pour la première fois, une certaine saillie de son œil et un léger trouble de la vision binocu-
laire, se traduisant par l'apparition fugace et momentanée
d'images doubles ; cet état survint au milieu de la plus parfaite
santé et sans qu'aucune cause extérieure appréciable eût porté
son action sur la région orbitaire ou dans le voisinage. Pendant
les années suivantes le trouble de la vue s'atténua progressivement, mais progressivement aussi la saillie de l'œil droit se
prononça davantage, au point que sa difformité, à peine appa-
rente dans le principe, devint de plus en plus évidente pour elle-
même et pour ceux qui l'entouraient ; en même temps se produi-
sirent un affaiblissement graduel de la vision de cet œil et des
douleurs intra et péri-orbitaires survenant par intervalles et
conservant une intensité très modérée.

Aujourd'hui l'acuité visuelle de l'œil droit est notablement
réduite : les doigts sont à peine comptés à un mètre de distance
et le champ visuel est considérablement rétréci ; les douleurs
qui apparaissent de loin en loin sont toujours très supportables ;
quant à l'exophtalmos il est arrivé à ses plus extrêmes limites,
puisque le globe est presque entièrement chassé de l'orbite et
souvent projeté en dehors des paupières étranglées derrière lui.

Ce n'est pourtant ni l'amblyopie, ni la douleur, ni la gêne
extrême procurée par cette situation anormale de son œil, qui
décident cette femme à réclamer des soins ; habitant un petit
pays, elle se trouve, par le fait de cette difformité et de la
répulsion qu'elle inspire autour d'elle, vouée à un isolement qui
lui devient de plus en plus pénible, en même temps qu'il l'a
privé de tous moyens d'existence ; aussi veut-elle en être débarrassée à tout prix et fait-elle volontiers par avance le sacrifice de
cet œil.

L'examen de la région fournit les données suivantes :

Lorsque les yeux sont fermés, on remarque à droite : une tumeur
globuleuse, exactement circonscrite par le pourtour de l'orbite
et, en temps normal, entièrement recouverte par les paupières

dont les bords peuvent arriver au contact; à travers les tissus de la paupière supérieure distendue et amincie, on aperçoit une très légère saillie, teintée de bleu sous la peau, correspondant à la place qu'occupe la cornée.

Les yeux ouverts, la fente palpébrale apparaît beaucoup plus large de ce côté que du gauche ; la paupière inférieure se cache presque tout entière sous le globe; la supérieure, qui a conservé tout sa mobilité et toute sa puissance d'élévation, ne recouvre qu'un segment très limité de la sphère oculaire dont plus de la moitié antérieure reste à découvert. Dans certaines circonstances même, comme après des efforts de toux ou une irritation un peu vive de la conjonctive, il arrive que l'action spasmodique de l'orbiculaire a pour effet d'étrangler les paupières derrière le globe qui apparaît encore plus proéminent et semble tout-à-fait sorti de l'orbite ; l'action de la main est alors nécessaire pour le refouler en arrière et ramener les choses en leur état ordinaire.

L'œil ainsi découvert se présente, lorsque la patiente fixe droit devant elle, directement projeté en avant et sans déviation aucune dans un sens ou dans l'autre; l'exophtalmie s'est entièrement effectuée dans la direction de l'axe antéro-postérieur de l'orbite, elle mérite le nom d'exophtalmie axile. La protrusion est telle qu'un plan vertical tangent à l'arcade orbitaire supérieure, rencontrerait le globe dans la partie la plus reculée de son segment postérieur, et elle apparaît d'autant plus choquante qu'elle contraste davantage avec l'enfoncement de l'œil gauche profondément caché lui-même sous son arcade sourcillière.

La conjonctive bulbaire n'offre d'autre altération qu'une vascularisation assez accusée, surtout au niveau du cul-de-sac inférieur, vascularisation qui augmente d'une façon sensible toutes les fois qu'une cause irritante vient agir sur l'organe ; c'est même à raison de cette irritabilité de la muqueuse que cette femme n'a pu se résoudre à porter devant son œil, ainsi qu'on le lui a bien souvent conseillé, un bandeau dont le simple frottement suffit à procurer une gêne des plus pénibles. L'écoulement des larmes est peu abondant. La cornée, l'iris et la pupille sont dans leur état tout-à-fait normal ; cette dernière jouit de toute sa contractilité et se présente au même degré de resserrement habituel que la pupille de l'œil gauche.

La mobilité du globe interrogée se montre intacte dans tous les sens. Si l'arc excursif de la cornée, dans les diverses directions du champ visuel, paraît moins étendu qu'à gauche, si l'association des mouvements des deux yeux se fait d'une façon très imparfaite au point de vue du parallélisme des axes optiques et de leur convergence, de telle sorte que l'œil droit se trouve presque toujours en strabisme apparent, cela tient bien évidemment aux changements survenus dans l'état de son équilibre statique, probablement aussi à l'allongement de ses muscles extrinsèques, qui ont bien pu perdre par ce fait une partie de leur énergie, mais non à une paralysie contre laquelle proteste l'examen isolé de la fonction de chaque muscle. Du reste, en dépit de ce strabisme irrégulier, Mme C... n'accuse plus de diplopie (on a vu que dans le principe cette diplopie a réellement existé), et cela à cause de l'amblyopie dont cet œil a été simultanément frappé.

L'exploration par le toucher ne dénote, dans la région péri-orbitaire, aucune saillie, aucune déformation appréciable ; le pourtour de l'orbite est lui-même parfaitement abordable dans toute sa circonférence et ne présente rien qui puisse faire croire à une altération du squelette. Au-dessous de l'arcade orbitaire, dans la partie supéro-externe de la paupière supérieure, le doigt rencontre deux petites nodosités inégales, mobiles sous la peau et paraissant se continuer par un pédicule ténu avec un corps plus profondément situé. En effet, dans toute la moitié externe de l'orifice orbitaire, ce doigt éprouve une sensation de résistance telle que la produirait une tumeur bosselée, élastique, sans fluctuation évidente et sans battements, tumeur qui tendrait à faire hernie en-dehors, en s'insinuant entre les parois de l'orbite et le globe de l'œil. Par contre, dans tout le segment interne de cet orifice, l'index qui peut assez facilement pénétrer entre la surface osseuse et le globe ne se trouve arrêté que par la tension des plans cutané, musculaire et aponévrotique, constituant les paupières et leurs ligaments suspenseurs.

Si l'on cherche à se rendre compte des rapports de cette tumeur présumée avec le squelette et les parties molles de l'orbite, on s'assure : d'abord, que dans tous les points où elle est accessible au toucher, elle paraît simplement adossée aux parois de l'orbite, puisqu'on peut dans une certaine mesure l'en écarter par une pression exercée à l'aide des doigts à travers les paupières et qu'il est possible de lui imprimer en même temps de légers mouvements de totalité ; en second lieu, que, tout en étant en contact avec la face postérieure du globe, elle en reste cependant bien indépendante, comme en témoigne la liberté absolue des mouvements communiqués ou spontanés de ce dernier. Il est malheureusement impossible de pousser plus loin les recherches et de déterminer d'une façon, même approximative, ses connexions profondes et ses limites du côté de la cavité orbitaire.

Une compression quelque peu soutenue pratiquée sur les parties antérieures ne parvient pas à refouler le globe en arrière, ni à réduire sensiblement la tumeur ; elle ne fait pas naître davantage de sensation particulière ou de trouble pouvant indiquer que la pression se propage, au-delà de l'orbite, vers l'une des cavités voisines et particulièrement dans la boîte crânienne. La compression des vaisseaux carotidiens n'amène, non plus, aucune diminution appréciable dans la saillie de l'œil ou dans la résistance perçue par le doigt. La fosse nasale droite est libre et rien n'indique une altération pouvant avoir pour siège les sinus voisins.

L'impression qui résulte de cet examen est donc qu'il existe, en arrière de l'œil, une tumeur lobulée, jouissant d'une certaine élasticité, quoique non fluctuante, indépendante du squelette avec lequel elle paraît n'avoir aucune attache, indépendante aussi du globe dont elle est séparée par la capsule de Ténon intacte, entièrement localisée dans l'orbite où elle occupe plus particulièrement le segment latéral externe, tumeur qui enverrait un léger prolongement jusque dans le tissu même de la paupière supérieure.

La lenteur du développement, l'absence de douleurs caractéristiques, d'engorgement ganglionnaire de voisinage, d'indice d'infection de l'économie et d'antécédents cancéreux dans la famille, permettent d'éliminer à priori toute idée que cette tumeur puisse être un néoplasme de mauvaise nature. Il est bien évident aussi qu'il ne saurait être question d'une de ces ectasies vasculaires : anévrysme artériel, veineux ou artérioso-veineux, qu'on rencontre assez souvent dans la profondeur de l'orbite, puisqu'on ne constate : ni réductibilité à la pression, ni battements, ni sensation de bruissement ou de frémissement accusée par la malade.

Les circonstances au milieu desquelles l'exophtalmie s'est produite, l'absence de tout traumatisme ayant porté sur les régions voisines, ne permettent pas non plus de songer à l'une de ces tuméfactions accidentelles qui tiennent à l'extravasation du sang ou de la sérosité hors des vaisseaux.

Les caractères des kystes à contenu liquide font défaut ; tout au plus pourrait-il y avoir une certaine hésitation pour le kyste hydatique plusieurs fois observé dans cette région ; mais, à défaut du frémissement caractéristique qu'on ne saurait avoir la prétention de percevoir sur une tumeur dont l'exploration est aussi limitée, l'impossibilité de sentir la moindre fluctuation suffit à en éloigner la pensée.

Il est une autre espèce de tumeurs kystiques à contenu demi-
solide, le kyste folliculaire ou dermoïde, bien décrit par Wecker,
qui se présente également à l'esprit ; comme le précédent, il se
fait remarquer par la lenteur de son évolution et par sa marche
silencieuse durant une période fort longue de son existence ; ce
qui semblerait donner un certain appui à cette hypothèse, c'est
la présence dans le tissu même de la paupière supérieure de ces
nodosités que l'on pourrait considérer comme des follicules hyper-
trophiés et ayant formé le point de départ du kyste qui aurait
progressivement pénétré jusque dans l'orbite ; mais, en admet-
tant même que telle eût été son origine, il aurait dû produire sur
la paupière d'autres altérations de texture et de fonctions que
celles qui sont observées.

Restent donc en dernière analyse les tumeurs développées au
sein de la glande lacrymale, dans le paquet cellulo-adipeux rétro-
bulbaire ou aux dépens du tissu fibreux qui tapisse les parois de
l'orbite et qui forme la gaine des tubes nerveux inclus dans
cette cavité.

En faveur de l'idée d'une tumeur constituée par les éléments de
la glande lacrymale hypertrophiée militent : le siége qu'affecte la
résistance perçue par le doigt et qui correspond assez exactement
à la fossette occupée par la glande ; la sensation de bosselures et
d'inégalités de sa surface, rappelant tout-à-fait la structure habi-
tuellement lobulée des adénomes ; enfin les deux petites tumeurs
superficielles enclavées dans la paupière et dues selon toute appa-
rence au même travail hypertrophique de la portion accessoire
ou palpébrale de la glande. Il est cependant un double fait qui se
concilie difficilement avec une origine semblable ; c'est, d'une
part, la conservation intégrale de la mobilité de la paupière et du
globe ; d'autre part, la direction même de l'exophtalmie qui est
franchement axile. On conçoit avec peine qu'une tumeur, qui
aurait pris naissance dans le parenchyme de la glande lacrymale
et acquis un développement assez considérable pour envahir
une bonne partie de la cavité orbitaire, n'eût pas d'abord plus
ou moins refoulé l'œil en dedans et en bas, puis entraîné, par
compression de dehors en dedans des muscles extrinsèques, re-
leveur, droits supérieur et interne et de leurs filets moteurs, un
trouble plus ou moins accusé dans la fonction de ces muscles ;
il suffit de parcourir les observations qui ont trait aux tumeurs
qui affectent une telle origine, pour se convaincre que la déviation du globe et la paralysie de certains de ses muscles y sont
presque constamment signalées.

L'opinion que la tumeur a pris naissance dans l'espace prisma-

tique circonscrit par les muscles extrinsèques n'est pas, en dépit
de la direction axile de l'exophtalmie et de l'intégrité des mouvements de la paupière supérieure et du globe, sans rencontrer
elle-même quelques objections. Si on comprend facilement qu'une
tumeur développée dans le tissu rétro-bulbaire peut pendant un
temps assez long, grâce à la laxité même de ce tissu, ne pas
exercer de compression fâcheuse sur les vaisseaux et les nerfs
qui le traversent, il est moins aisé d'admettre qu'arrivée à un
développement tel qu'elle devient tout-à-fait contiguë au globe
et le chasse complètement de l'orbite, elle ne procure aucun
désordre du côté de la circulation et de l'innervation de l'organe.
En général, dans les cas semblables on rencontre, outre les trou-
bles circulatoires intra-oculaires dus à la compression des arté-
res et des veines ophtalmiques, des altérations trophiques de la
cornée et du plexus irido-choroïdien, de la névrite optique et
une cécité complète, indices de la compression subie par le gan-
glion optique, les nefs ciliaires et le nerf optique. Or ici, à part
les varicosités très marquées des veines rétiniennes et une suffu-
sion séreuse péri-vasculaire notées à l'examen ophtalmosco-
pique, on ne constate aucune autre altération, soit des milieux,
soit des membranes intra-occulaires, et cette intégrité paraît
s'accorder assez difficilement avec l'idée que fait naître le degré
de l'exophtalmie et les sensations fournies par l'exploration
de l'orbite.

Dans de telles conditions, le diagnostic reste forcément
réservé pour ce qui a trait à la nature et au siége exact de la
tumeur. Il n'y a pas lieu cependant d'hésiter à tenter une opération qui débarrasse cette femme et de la difformité qui la tour-
mente et des dangers auxquels son œil paraît prochainement
exposé.

Aucune contr'indication sérieuse, en effet, ne vient s'opposer
à une intervention opératoire. Peu de craintes d'une récidive,
en l'absence de tout signe pouvant faire soupçonner un néoplasme de mauvaise nature. Dangers restreints pour la patiente,
puisque sa tumeur paraît ne se rattacher par aucun lien aux parois osseuses, par aucun prolongement aux cavités voisines, et
qu'il est permis, par conséquent, d'espérer que son extraction ne
rencontrera pas de difficultés insurmontables et n'exposera pas
surtout à une propagation inflammatoire dans des régions dan-
gereuses.

Cette opération doit avoir également pour objectif la conservation du globe de l'œil; cette tentative est ici d'autant plus
indiquée que ce dernier est intact, qu'il jouit encore d'une acuité

visuelle relativement bonne, et qu'il n'est pas rare de voir cette
acuité se relever et redevenir normale par le seul fait du retour
du globe dans sa situation primitive. Cependant, en raison de
l'ignorance des proportions de la tumeur, de son origine et de
ses connexions exactes, des réserves doivent être faites, car on
n'est jamais sûr dans un cas semblable de pouvoir respecter
l'œil ou tout au moins les éléments vasculaires ou nerveux
nécessaires à sa nutrition et à sa fonction ; aussi la malade est-
elle prévenue que le sacrifice de son œil sera peut-être exigé, ce
à quoi elle consent d'ailleurs sans hésitation.

L'opération est pratiquée le 20 novembre, avec l'assistance de
MM. les docteurs Fioupe, Isnard et Amalbert et de M. Cousin,
interne des hôpitaux. La patiente préalablement anesthésiée,
une incision horizontale prolonge la commissure externe jusqu'au rebord orbitaire et la déborde un peu ; deux autres inci-
sions transversales sectionnent la conjonctive et le tissu sous-
conjonctival au niveau des culs-de-sac inférieur et supérieur,
dans une étendue qui embrasse le tiers externe environ de ces
culs-de-sac ; les tractus fibreux, improprement désignés sous
le nom de ligament palpébral externe, ensuite détachés par
quelques coups de ciseaux, je cherche à pénétrer, à l'aide de
l'index et de la sonde cannelée, le long de la paroi externe de
l'orbite sur la face contiguë de la tumeur, qui se sent très distinctement sous le doigt. Le sang qui coule abondamment mas-
que assez les parties, pour qu'il soit assez difficile de reconnaître
tout d'abord quelle est la nature du tissu qui se présente ; mais
ce sang étanché et quelques brides celluleuses sous-conjoncti-
vales déchirées, nous voyons un volumineux paquet adipeux
faire hernie dans la plaie et s'offrir sous la forme de lobules
graisseux homogènes et consistants qui paraissent appartenir à
une masse plus volumineuse encore, sentie plus profondément
dans l'orbite ; nul doute, dès lors, pour les assistants et pour
moi, que la tumeur soit un lipôme développé aux dépens du tissu
adipeux rétro-bulbaire. Après l'avoir isolé aussi loin que possible en dehors, et nous être assurés que son énucléation est
impossible, je cherche à la dégager avec les ciseaux du segment
postérieur de l'œil, en ménageant avec le plus grand soin le
droit externe et le nerf optique ; en dépit de l'attention apportée
à cette dissection délicate, le corps du muscle est sectionné et il
devient immédiatement facile de rabattre le globe en dedans et,
en glissant le doigt derrière la capsule de Ténon, d'arriver
jusque sur le nerf optique.

A travers l'ouverture ainsi pratiquée, je fais de nouvelles

tentatives pour séparer la masse adipeuse, devenue plus saillante, de ses attaches profondes , tentatives infructueuses et pendant lesquelles le doigt explorateur croit sentir tout-à-fait en arrière quelque chose de plus résistant et de plus dur ; je me décide alors, pour faire du jour, à exciser la portion antérieure du paquet adipeux, après quoi l'index de rechef introduit dans l'orbite, sent très distinctement cette fois une tumeur plus consistante, à surface arrondie, non mamelonnée, logée tout-à-fait en arrière du prétendu lipôme, tumeur que je parviens à saisir solidement avec une forte pince à dents de souris : des tractions assez vives restant impuissantes à l'amener au-dehors, je cherche et je parviens à l'énucléer à l'aide de l'index qui déchire sans trop de peine les attaches cellulo-fibreuses qui maintenaient son adhérence au fond de la cavité orbitaire.

A peine la tumeur est-elle extraite, qu'une quantité assez abondante de sang s'échappe à travers l'ouverture, non par jet, mais en nappe assez volumineuse ; les doigts immédiatement poussés jusqu'au sommet de l'orbite ne rencontrent cependant qu'une surface lisse, formée par les parois de la loge qui renfermait la tumeur , et ne perçoivent ni jet , ni pulsations pouvant indiquer que l'artère ophtalmique a été ouverte ; ils s'assurent en même temps que le nerf optique n'a pas été sectionné , et que ce que nous avons pris pour un lipôme est simplement le paquet cellulo-graisseux de l'orbite refoulé et tassé derrière le globe. L'hémorrhagie continuant à se faire avec une certaine abondance, une éponge est introduite et laissée dans la cavité pendant quelques minutes, puis retirée pour être remplacée par le globe doucement refoulé dans l'orbite, espérant que sa seule présence suffira à exercer une compression efficace. Dans l'impossibilité de retrouver dans la plaie les chefs du droit externe sectionné, toute tentative de suture est abandonnée et le pansement se borne à appliquer sur les paupières plusieurs compresses imbibées d'eau froide et soutenues à l'aide d'un bandeau médiocrement serré.

Avant de quitter la patiente, nous nous assurons que l'écoulement du sang a notablement diminué et que l'œil, presque complètement réduit tout d'abord, n'a pas été repoussé en avant.

Les suites de l'opération sont des plus simples au point de vue de l'état général ; absence complète de tout mouvement fébrile jusqu'à la guérison ; le premier jour seulement trois ou quatre vomissements produits par l'action des vapeurs chloroformiques ; puis état parfait de toutes les fonctions.

Localement, dès le soir même, tuméfaction notable de toute la région orbitaire, gonflement volumineux de la paupière supérieure qui coiffe l'œil redevenu aussi saillant qu'avant l'opération; pourtant pas de sensation de battements profonds, suintement sanguin très modéré et douleurs très supportables.

Le lendemain la tuméfaction périorbitaire a augmenté, la paupière est dure, rouge et luisante; en la relevant doucement, on trouve un chémosis assez prononcé formé par la conjonctive bulbaire injectée et œdématiée ; mais la cornée apparaît avec son reflet brillant habituel, la chambre antérieure est claire, l'iris et la pupille sont dans leur état normal, enfin l'œil distingue les objets plus nettement qu'avant l'opération.

Le surlendemain et les jours suivants, cet aspect local, qui n'était pas sans faire naître quelques appréhensions relativement à l'apparition de phénomènes inflammatoires sur l'intensité et l'étendue desquels il était difficile d'être fixé, se modifie de lui-même de la façon la plus heureuse ; le gonflement et la rougeur de la paupière diminuent, puis s'effacent petit-à-petit, le chémosis s'affaisse, la plaie se cicatrise par première intention et le globe de l'œil rentre progressivement dans sa cavité, sa nutrition et ses fonctions ne s'étant trouvées en rien altérées par cet appareil menaçant des premiers jours.

Le 30 novembre, Mᵐᵉ C... est autorisée à retourner chez elle. En ce moment, la paupière et le globe de l'œil ont repris leur position normale; l'ouverture palpébrale du côté droit paraît un peu moins large que celle du côté opposé, un très léger empâtement de la paupière supérieure ne lui permettant pas de se relever complètement ; la mobilité de l'œil est parfaite, sauf en dehors où la section du droit externe et la non-coaptation de ses deux chefs l'a rendue impossible, aussi constate-t-on un strabisme interne d'autant plus apparent que le regard se porte plus à droite ; le volume et l'aspect de l'œil sont physiologiques ; la pupille jouit d'une mobilité complète ; les varicosités des veines rétiniennes et l'œdème circonvoisin, sans avoir complètement disparu, ont notablement diminué ; enfin la vision s'est sensiblement améliorée, puisque les doigts sont comptés à plus de dix mètres et que le champ visuel est redevenu normal. Il est regrettable que le strabisme, destiné forcément à s'accentuer de plus en plus par la rétraction progressive du droit interne, fasse perdre tout le bénéfice optique de cette si heureuse réduction de l'œil et de sa restauration visuelle. Néanmoins, l'intéressée se dit très satisfaite du résultat obtenu par elle et se montre enchantée à la pensée de retourner dans son village, débarrassée de la difformité qui pendant de si longues années a fait son tourment.

La tumeur, dès son extraction, nous parut d'une nature diffé-
rente de celles sur lesquelles avaient porté les hypothèses. Du
volume d'une grosse noix, ayant la forme d'un ovoïde irrégulier
un peu aplati, sa surface était lisse et de couleur lie de vin ; en
aucun point de cette surface ne se remarquait de saillie pouvant
correspondre à un pédicule, ou d'orifice indiquant le point de
pénétration d'éléments vasculaires un peu volumineux ; d'une
consistance plutôt dure que molle, elle offrait néanmoins une
certaine élasticité. Une coupe, faite immédiatement après l'opération dans le sens de son grand-axe, la montre constituée par un
tissu spongieux, à mailles épaisses et très serrées, offrant quelque analogie avec le tissu du corps caverneux, et de l'intervalle
desquelles le sang transudait en abondance. Cette tumeur, confiée
à M. Fioupe, a été plongée par lui dans un liquide conservateur
et soumise à l'examen histologique.

Voici le résultat de cet examen :

« La tumeur du volume d'une grosse noix, forme une masse
compacte, bien limitée et présente une consistance assez ferme.
— A la coupe, on voit qu'elle est entourée d'une mince membrane
d'enveloppe et que la surface de section présente des marbrures,
des teintes diverses, variant du blanc gris au rouge plus ou moins
foncé.

« L'examen microscopique a été fait sur des fragments durcis
au moyen du procédé suivant: alcool à 36°, comme liquide conservateur. Solution concentrée de gomme (pendant 48 heures) ;
alcool à 40° (pendant 24 à 48 heures). — Les coupes minces, après
avoir séjourné dans l'eau distillée (24 à 48 heures) ont été colo-
rées au picro-carminate d'ammoniaque et examinées dans la
glycérine.

« L'étude des préparations ainsi obtenues nous a permis de
constater que le tissu morbide est constitué par une gangue de
tissu fibreux circonscrivant des espaces irréguliers, de dimen-
sions variables, et dont un certain nombre sont remplis de glo-
bules sanguins. Ces cavités, dont quelques unes communiquent
entr'elles, sont comme creusées dans le tissu environnant ; sur
les parois qui les limitent, il n'existe aucune couche épithé-
liale. Nulle part aussi, même après l'action de l'acide acétique,
on ne voit trace de lames élastiques ou de fibres musculaires.

« La membrane d'enveloppe est entièrement formée par des
faisceaux de tissu conjonctif entrelacés et au milieu desquels se
trouvent, tout-à-fait à la périphérie, quelques cellules adipeuses
de forme soit sphérique, soit irrégulièrement polyédrique.

« De la description qui précède, il résulte que la tumeur doit être considérée, en adoptant la nomenclature de Cornil et Ranvier, comme un *angiome caverneux capsulé*. Notre excellent ami, M. le docteur Nicati, qui a bien voulu procéder, de son côté, à l'examen d'une partie de la tumeur, est arrivé à une détermination semblable. »

Sans insister sur ce que ce fait présente d'intéressant au point de vue du haut degré de l'exophtalmie et de la remarquable intégrité de la plupart des fonctions de l'œil, conditions réalisées dans d'autres cas de tumeurs orbitaires rapportés par les observateurs et expliquées par la tolérance qu'offrent les tissus, même les plus délicats comme le tissu nerveux, pour une distension lente et progressive ; sans mettre en relief l'heureux et surtout prompt retour de l'organe dans sa situation normale, malgré les modifications notables survenues dans les dispositions anatomiques de la région, — ni l'absence de toute réaction inflammatoire après un traumatisme qui a porté sur les parties les plus profondes de l'orbite, faits également signalés dans bon nombre d'observations analogues; il y a lieu de s'arrêter quelques instants sur certains points qui lui sont propres et qu'il peut être utile de ne pas laisser de côté.

On a vu qu'au point de vue symptomatique il y avait désaccord entre les signes fournis par le toucher de la région et ceux que mettait en évidence l'examen fonctionnel de l'œil, ainsi que la forme de l'exophtalmie. D'un côté, l'intégrité de la mobilité de la paupière supérieure et du globe et l'absence de toute déviation de ce dernier, faisaient pencher la balance en faveur d'une tumeur logée dans l'espace intra-musculaire ; d'un autre côté, les sensations obtenues par le doigt explorateur indiquaient, à n'en pas douter, que cette dernière, en contact immédiat avec les parois de l'orbite, occupait la partie latérale externe de cette cavité. Aussi le diagnostic, toutes réserves faites sur la nature indéterminée de la tumeur, avait-il dû rester même en suspens sur son origine et sur son siége exact.

L'opération a levé toutes les incertitudes en montrant que

le corps résistant, mamelonné, très-nettement perçu par les
confrères qui ont examiné la malade avec moi, était simplement le paquet cellulo-graisseux refoulé en avant, en même
temps que le globe, tassé derrière lui et tendant à faire hernie
du côté où se trouve la moindre résistance, c'est-à-dire dans
la partie externe de l'orbite; que les nodosités roulant sous le
doigt dans le tissu de la paupière supérieure n'étaient autre
chose que deux amas plus saillants de ce même tissu graisseux; enfin, que la tumeur véritable, située plus en arrière et
tout-à-fait inaccessible au toucher, était réellement logée
dans l'espace intra-musculaire. Elle a, du même coup, fait
disparaître toutes les contradictions que semblait comporter
l'analyse des symptômes.

L'intégrité de la mobilité de la paupière supérieure et du
globe se comprend, en effet, beaucoup mieux maintenant que
nous savons que ce qui en imposait pour la tumeur n'était
en réalité que du tissu graisseux tassé, si l'on veut, contre les
parois de l'orbite, mais peu capable par sa nature d'exercer à
son tour une compression suffisante pour compromettre la
nutrition et les fonctions des muscles droits et de leurs filets
moteurs; on peut même dire que ce refoulement excentrique
du tissu cellulo-graisseux a plutôt joué un rôle protecteur
vis-à-vis de ceux-ci, en atténuant la pression qu'ils auraient
subie si la tumeur s'était trouvée immédiatement en contact
avec les parois osseuses.

De même la direction axile de l'exophtalmie s'explique par
ce fait que la tumeur, loin d'être latérale, occupait bien l'espace intra-musculaire, au milieu duquel elle était maintenue
par les contractions incessantes des muscles qui lui formaient
comme une enveloppe élastique; dans une telle situation,
cette tumeur devait tendre à se développer d'arrière en
avant dans la direction de l'axe de l'orbite et à refouler le
globe de l'œil dans le même sens.

Tout s'explique d'une façon toute naturelle, du moment
que les indications fournies par le toucher se rapportaient à
tout autre chose qu'à la tumeur elle-même.

Quoiqu'il en soit, avant l'opération, il y avait dans ces sensations perçues par le doigt une cause d'erreur d'autant plus difficile à éviter qu'elle n'a jamais été signalée dans des observations antérieures, bien que très probablement elle ait dû se rencontrer en d'autres cas analogues; il n'est, peut-être, pas inutile de la signaler.

Ce fait démontre en outre que l'absence de toute déviation du globe et l'intégrité de sa musculature doivent à bon droit être considérées comme des signes fidèles et indiquant assez sûrement le siége intra-musculaire d'une tumeur de l'orbite.

Relativement à la nature de la néoplasie, une surprise nous attendait également. Ce n'était, en effet, ni un adenome, ni un lipôme, ainsi que nous l'avons cru au début même de l'opération, ni un fibrome, mais bien une de ces variétés rares rencontrées dans l'orbite et désignée sous le nom d'*angiome caverneux*, désignation parfaitement légitimée par le résultat de l'examen histologique.

Ces tumeurs, classées par de Wecker dans la catégorie des tumeurs vasculaires, s'observent assez peu souvent pour qu'il n'ait pu en citer dans son ouvrage, (*Traité des maladies des yeux*, 2ᵉ édition, T. I, page 796) que quatre cas, dont deux seulement bien authentiques : un emprunté à de Graefe, et dont l'examen histologique a été fait par Virchow; un autre observé par lui-même. L'ouvrage classique de Mackensie, si riche en faits cliniques, n'en fait pas mention, pas plus que la monographie de Demarquay (*Traité des tumeurs de l'orbite*). Plus récemment M. Monod, dans son *Etude sur l'angiome simple sous-cutané circonscrit* (Paris, 1873), consacre un appendice aux angiomes circonscrits de l'orbite et en relate sept cas dans lesquels sont compris les deux faits de de Graefe et de Wecker.

Comme dans toutes ces observations, notre tumeur était développée au milieu des tissus ambiants de l'orbite et se trouvait entourée d'une gaîne cellulo-fibreuse qui, l'isolant d'une façon complète, a permis d'en faire l'énucléation par la seule traction des doigts et de la pince. Elle offrait également avec les faits mentionnés cette particularité frappante qu'il a été impossible de déterminer ses connexions vasculaires ; on a vu, en effet, que sa surface n'offrait aucune trace d'orifices trahissant les points de pénétration de rameaux artériels ou veineux un peu importants ; tout porte à croire, d'après la forme et le peu d'abondance de l'hémorrhagie qui s'est produite après son extraction, que ces rapports s'établissaient à l'aide d'un lascis veineux peu volumineux fourni par les veines de la partie profonde de l'orbite, ce qui explique que l'ablation ait pu être faite sans qu'on ait eu à recourir à des ligatures et sans qu'on ait vu survenir une hémorrhagie consécutive sérieuse.

Quant à sa structure, elle rappelle traits pour traits celle indiquée dans les deux observations rapportées par de Wecker.

C'est donc un huitième fait à joindre à ceux précédemment signalés et qui démontre une fois de plus la possibilité du développement, dans le tissu adipeux de la cavité orbitaire, d'une variété d'angiome circonscrit, irréductible, sans alternatives de tuméfaction et d'affaissement, variété que l'on peut opposer à l'angiome diffus, autrement dit tumeur érectile veineuse, qui se fait remarquer par sa mollesse, sa réductibilité facile et aussi par l'impossibilité où l'on se trouve d'en pratiquer l'ablation totale.

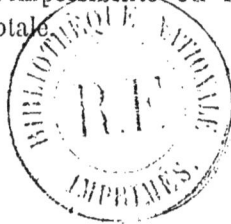

www.ingramcontent.com/pod-product-compliance
Lightning Source LLC
Chambersburg PA
CBHW050442210326
41520CB00019B/6036